本书由
浙江省卫生领军人才经费
浙江省卫生高层次创新人才经费
资助出版

缺血性脑卒中
病房护理与家庭管理

主　编　郭航远
副主编　陈秀芳　吴承龙
　　　　屠春雨　陈利坚

ZHEJIANG UNIVERSITY PRESS
浙江大学出版社

前　　言

　　脑卒中具有发病率高、复发率高、致残率高和死亡率高四大特点。全世界每 6 人中就有 1 人发生脑卒中，每 6 秒就有 1 人死于脑卒中，每 6 分钟就有 1 人因脑卒中致残。我国是全球脑卒中发病第一大国，每年新发脑卒中 200 万人，死亡 165 万人。根据《中国脑卒中防治报告（2015）》统计数据，40 岁以上人群中有 15% 处于高风险状态。我国居民第三次死因抽样调查结果显示：脑血管病已跃升为我国国民第一位的死亡原因。我国现有脑卒中患者 700 多万人，其中约有四分之三的患者丧失了劳动能力，平均每 3 个脑卒中患者中就有 1 人复发。脑卒中已经成为我国国民头号健康"杀手"，严重危害人民群众生命健康和生活质量，给患者家庭和社会带来沉重负担，已成为我国重大公共卫生问题。

　　其实大部分脑卒中是可控可防的，只要不断完善健康促进与健康教育体系，大力提高城乡居民对脑卒中疾病相关知识的知晓率，有效改变不良的生活方式和行为习惯，及早筛查危险因素并加以有针对性的控制，就可以显著降低脑卒中的发病率。

为进一步宣传脑卒中防治的科学知识、推动全社会共同关注脑卒中防治的紧迫性和重要性、提高公众预防脑卒中疾病的意识和水平，浙江省医学会公共卫生学分会联合绍兴市人民医院（浙江大学绍兴医院）神经内科和科普健康教育专家团队合力编著了本书。全书内容分为疾病知识篇、病房护理篇、家庭管理篇三个部分，简明扼要地介绍了脑卒中的基本知识、临床表现及诊断治疗，突出介绍了脑卒中的病房护理、早期康复与家庭调养等知识。本书以问答形式，配以形象的插图，注重内容的科学性、趣味性、实用性和通俗性，从饮食、运动、心理、日常生活等方面提供脑卒中疾病的防控原则和方法。本书不仅是城乡居民了解脑疾病、关注脑健康的趣味性读本，也有助于脑卒中患者进行积极、正确的康复治疗，提高其生活质量，同时可作为各级医疗卫生单位和医务工作者进行健康促进与健康教育的参考用书。

本书在编著过程中得到了浙江省医学会、浙江省疾病预防控制中心和绍兴市人民医院（浙江大学绍兴医院）众多专家的大力支持和帮助，在此一并致谢。

本书由浙江省卫生领军人才经费和浙江省卫生高层次创新人才经费资助出版。

郭航远

2019 年 4 月

目 录
Contents

第一部分 疾病知识篇

一、脑卒中的概念 　/ 3

二、缺血性脑卒中的高危因素 　/ 7

三、缺血性脑卒中的症状 　/ 15

四、缺血性脑卒中的检查 　/ 19

五、缺血性脑卒中的治疗 　/ 25

第二部分 病房护理篇

一、缺血性脑卒中伴随症状的处理 　/ 37

二、缺血性脑卒中的康复训练 　/ 50

三、缺血性脑卒中介入治疗的观察 　/ 62

第三部分 家庭管理篇

一、缺血性脑卒中的自我调护 / 69

二、缺血性脑卒中的预防 / 82

三、缺血性脑卒中的家庭急救 / 87

参考文献 / 91

第一部分　疾病知识篇

一、　脑卒中的概念

1. 什么叫脑卒中？

从广义上说，脑卒中指血供异常所引起的任何脑组织损伤。脑卒中引起的症状和体征，与受累脑血管的血供区域一致。但若出现弥漫性脑功能障碍，如心跳骤停引起的全脑缺血，则不属于脑卒中的范畴。

脑卒中名称很多，如"中风""脑血管意外""脑血管病"等。由于这个病来势较快，病势险恶，变化多端，犹如自然界的风一

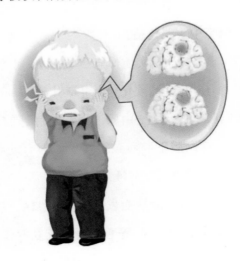

样"善行多变",所以中医把它称为"中风"。由于这种病的发生是脑血管意外地出了毛病,发病突然、难以预料,因此又叫"脑血管意外"。西医则把它称为"脑血管病"。

2. 脑卒中分哪几类？

脑卒中通常分为缺血性脑卒中和出血性脑卒中两大类。

缺血性脑卒中即脑梗死,包括脑血栓形成和脑栓塞。

（1）脑血栓形成,多由动脉粥样硬化、各种动脉炎、外伤及其他物理因素、血液病引起脑血管局部病变,形成血凝块堵塞脑血管而发病。

（2）脑栓塞,可由多种疾病所产生的栓子进入血液,阻塞脑部血管而诱发。临床上最常见原因为心脏疾病,其次是骨折,以及外伤后脂肪入血、虫卵或细菌感染、气胸等空气入血、静脉炎形成的栓子等。

出血性脑卒中主要包括：

（1）脑出血,系指脑实质血管破裂出血,不包括外伤性脑出血。多由高血压、脑动脉硬化、肿瘤等引起。

（2）蛛网膜下腔出血,由脑表面和脑底部的血管破裂出血,血液直接流入蛛网膜下腔所致。常见原因有动脉瘤破裂、血管畸形、高血压、动脉硬化、血液病等。

此外,还有短暂性脑缺血发作（简称 TIA,又叫小卒中或一过性脑缺血发作）,其特点是可逆性的反复发作、短暂性失语、瘫痪或感觉障碍，多数 TIA 发作持续时间小于 1 小时。传统的 TIA 定义为症状和体征在 24 小时内消失，不留后遗症。TIA 是缺血性脑卒中发生的前兆，应引起高度重视。

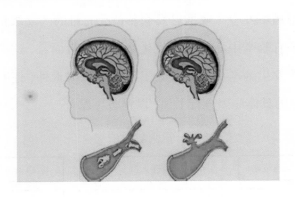

3. 什么是急性缺血性脑卒中？

急性缺血性脑卒中是指脑动脉主干或皮质支急性循环障碍导致脑组织缺血缺氧，迅速引起局灶性或弥漫性脑功能缺损的临床事件，占全部卒中的 60% ～ 80%，发生时强调第一时间送最近的具备治疗条件的医院就诊。

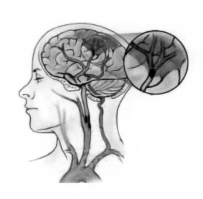

4. 什么是脑卒中的一级预防和二级预防?

脑卒中的一级预防是指疾病发生前的预防,即通过早期改变不健康的生活行为,积极主动地控制各种致病的危险因素,达到使脑血管病不发生(或推迟发病年龄)的目的。二级预防则是针对已经有脑卒中症状或已发生卒中的患者而言,这些人需要预防再次发生脑卒中。此时除了控制危险因素外,还要根据脑卒中发生的具体原因进行干预,以预防再发。

脑卒中预防的基本策略

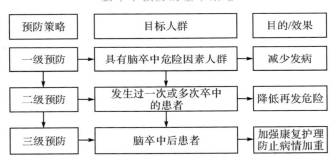

二、 缺血性脑卒中的高危因素

1. 缺血性脑卒中的高危因素有哪些?

高危因素会大大增加缺血性脑卒中的发生风险。高危因素分为可干预因素和不可干预因素两类。可干预因素包括高血压、高血脂、糖尿病、吸烟、酗酒、肥胖、饮食因素（盐摄入过多、过多食入肉类、动物内脏类、油炸类食物等）等；不可干预因素包括年龄、性别和家庭遗传性等。

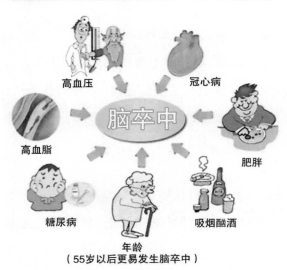

2. 心脏病会导致缺血性脑卒中发作吗？

会的。心源性脑卒中是心脏栓子通过血液循环导致脑动脉栓塞所致的脑卒中，占缺血性脑卒中的 20% 左右，与房颤、急性心梗、心内血栓、瓣膜式心脏病及人工心脏瓣膜有关，其中没有经过治疗的房颤患者首次发生脑卒中的风险为 5%。

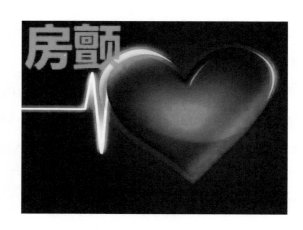

3. 高血压病会引起缺血性脑卒中吗？

会的。高血压病患者除了血压高之外，还存在着缺血性脑卒中的发病机制：血管内皮细胞受损、内皮细胞激活、血小板活化、凝血异常、血液流变学的改变等，它们之间相互影响，使患者极易并发缺血性脑卒中。

4. 糖尿病是如何导致缺血性脑卒中的？

（1）导致脑血管壁动脉粥样硬化，使血管壁逐渐变厚甚至钙化。

（2）使脑血管壁内皮细胞功能受损，加速动脉粥样硬化的形成。

（3）长期高血糖、脑血流自动调节功能受损，以及对侧支循环起重要作用的皮层小动脉栓塞。

（4）直接导致脑细胞损伤。

（5）使血流呈现高凝、高黏状态，加重脑血液循环障碍。

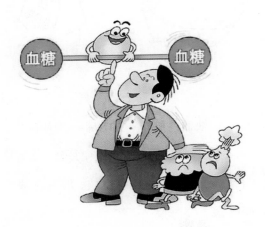

5. 高血脂是如何导致缺血性脑卒中的？

血脂过多，容易造成血液黏稠，在血管壁上沉积，逐渐形成小斑块，也就是人们常说的动脉粥样硬化。这些斑块不断增多、增大，逐渐堵塞血管导致血栓形成，使血流变慢，严重时可阻断血流。这种情况发生在心脏，会导致冠心病；发生在脑部，就会导致缺血性脑卒中。

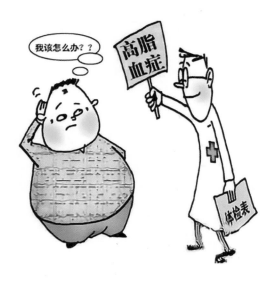

6. 血管中有斑块为什么就可能导致缺血性脑卒中？

血管内斑块导致缺血性脑卒中的机制：斑块碎裂；斑块太大影响血流；血流不畅形成栓塞。血管中的斑块分为稳定斑块和不稳定斑块。有动脉硬化不一定有斑块，但有斑块大多数有动

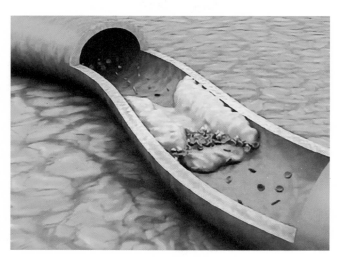

脉硬化。正常的生活、运动一般不会导致斑块脱落。就像小河里的石子，一般不会顺流而下，如果石子松动，就有可能顺流漂去；如果石子太多，则会阻塞河道，形成淤泥堵塞河道或增加泥沙漂流的风险。

7. 稳定斑块和不稳定斑块有什么区别？

血管内斑块成分比较复杂，有脂质成分、新生毛细血管、钙化物、陈旧血栓、纤维结缔组织及血管内皮等。一般情况下斑块外面都有完整的纤维结缔组织及血管内膜包绕，叫做稳定斑块。如果包裹外膜不完整，斑块内部脂质成分及其他内容物裸露在血管内，或斑块碎裂、斑块内出血、斑块破裂形成溃疡，就叫做不稳定斑块。不稳定斑块会导致血管内血栓形成或脱落，一些斑块内容物堵住远端正常血管，导致缺血性脑卒中。但稳定斑块和不稳定斑块是相对的，可以互相转化。有斑块并不可怕，但要密切观察，积极治疗危险因素，避免斑块增大。如果血管超声检查发现是不稳定斑块，或斑块导致血管狭窄程度大于70%，则要高度重视。如果狭窄程度大于70%，而且有预警信号（肢体无力、口眼歪斜，走路跑偏……），就要求助医生或住院检查，可能需要手术了。

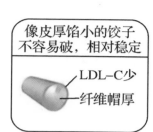

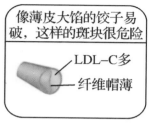

| 硬斑块（稳定斑块） | 软斑块（不稳定斑块） |

8. 肥胖是如何导致缺血性脑卒中的?

许多资料表明,肥胖者发生缺血性脑卒中的概率比一般人高出 40%,突然死亡的概率是一般人的 1.86 倍。肥胖者多伴有内分泌紊乱,血中胆固醇、甘油三酯含量增高,高密度脂蛋白降低,容易发生动脉硬化。此外,肥胖又易引发糖尿病、冠心病和高血压等疾病,这些都是缺血性脑卒中的危险因素。

脑卒中（中风）危险评分卡

8项危险因素（适用于40岁以上人群）

危险因素	判断标准
高血压	≥140/90mmHg
血脂情况	血脂异常或不知道
糖尿病	有
心房颤动	心跳不规则
吸烟	有
体重	明显超重或肥胖
运动	缺乏运动
卒中家庭史	有
评估结果　高危	存在3项及以上述危险因素 既往有脑卒中（中风）病史 既往有短暂脑缺血发作病史
中危	有高血压、糖尿病、心房颤动之一者

如果您是"中风"高危人群,请立即到专业医生处咨询脑卒中的预防!

9. 吸烟对缺血性脑卒中有什么影响？

吸烟是许多心脑血管疾病的主要危险因素，吸烟者冠心病、高血压病、脑卒中的发病率明显升高。吸烟者发生缺血性脑卒中的概率是不吸烟者的 2 ～ 3.5 倍；如果吸烟和高血压同时存在，发生缺血性脑卒中的概率就会升高近 20 倍。

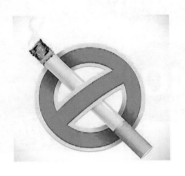

10. 酗酒对缺血性脑卒中有什么影响？

酗酒或过量喝酒，对健康的影响是非常大的。酗酒毒害肝脏，损害肝功能。酒精对人体具有强烈的麻醉作用，尤其是酒精含量高的白酒、白兰地等烈性酒，对人体的毒害更大。它不仅严重损害人体各种器官，而且会引起各种疾病。酗酒缩短人的寿命。有资料表明，因酗酒引发缺血性脑卒中而死亡的概率为不饮酒者的 3 倍。长期酗酒的人还会发生酒精中毒性心脏病，严重者可出现心律失常、心力衰竭，甚至突然死亡。这是因为过量饮酒者对酒精的吸收与排泄都较快，过量饮酒后血浆中有收缩血管作用的儿茶酚胺浓度增高，导致血压升高。经常饮酒者多食荤菜、咸菜下酒，因而摄入大量的钠，也会导致血压升高。在急性酒精中毒的兴奋期，交感神经兴奋、心跳加快、血压升高，这样管壁薄弱的脑动脉更易破裂而发生脑卒中。

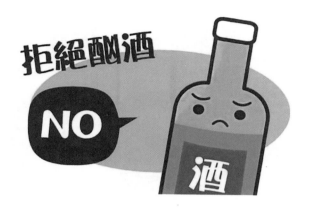

三、　缺血性脑卒中的症状

1. 缺血性脑卒中的症状有哪些?

（1）突然口眼歪斜，口角流涎，说话不清，吐字困难，语不达意，吞咽困难，一侧肢体无力或活动不灵活，走路不稳或突然跌倒。这是由于脑血管阻塞或破裂，损伤了神经功能。

（2）面、舌、唇或肢体麻木，也有人表现为眼前发蒙或一时看不清东西，耳鸣或听力改变。这是由于脑血管供血不足而影响到脑的感觉功能。

（3）意识障碍，表现为精神萎靡不振、嗜睡、整日昏昏沉沉；或性格一反常态，突然变得沉默寡言、表情淡漠、行动迟缓或多语易躁，有的患者甚至出现短暂的意识丧失。

（4）全身疲乏无力，出虚汗、低热、胸闷、心悸，或突然出现打嗝、呕吐等，这是自主神经功能障碍的表现。

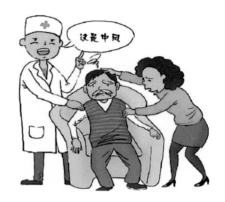

2. TIA（短暂性脑缺血发作）的症状有哪些？

TIA 的症状取决于受累血管的分布。

（1）表现为一过性黑蒙、雾视、视野中有黑点等，多为一侧面部或肢体的无力或麻木。一过性单眼视物不清，可伴有失语。

（2）表现为眩晕、头晕、构音障碍、发作性跌倒、共济失调、复视、眼球震颤、运动或感觉障碍、偏盲或双侧视力障碍等。

3. 手软拿不住碗筷是缺血性脑卒中吗？

这个症状非常有可能是缺血性脑卒中发作的预警信号，可能

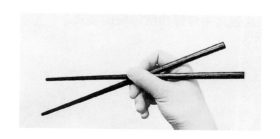

有脑血管狭窄或闭塞了，要尽快去专科医院就诊，抓紧时间筛查治疗。

4. 突然跌倒是缺血性脑卒中吗？

跌倒发作的原因很多，如果发生以下情况，要考虑是缺血性脑卒中导致的：

（1）一侧肢体突然无力，导致站立不稳；

（2）突然双腿无力，跌倒在地；

（3）眩晕伴恶心、呕吐，或四肢麻木无力；

（4）剧烈头痛，脖子发硬，然后因意识不清而跌倒；

（5）突然双眼发黑，因看不清前面的物体而跌倒。

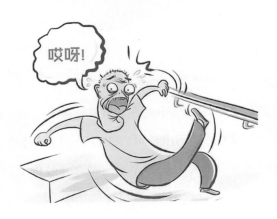

5. 肢体麻木是缺血性脑卒中吗？

肢体麻木应该警惕是否是缺血性脑卒中的先兆。如果只是短暂性脑供血不足，仅引起阵发性麻木。小的梗塞可能造成半身麻木。若梗塞范围进一步扩大，症状就会加重。因此，中老年人特别是高血压、脑动脉硬化患者，一旦出现肢体麻木，或同时出现面部麻木、舌麻、口唇发麻等异常感觉时，不可掉以轻心，最好到医院做相应检查。

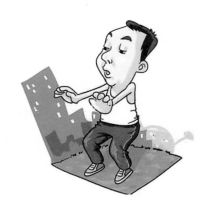

6. 突然说不出话是缺血性脑卒中吗？

有可能是缺血性脑卒中先兆，如果持续不缓解，就可能会发展成缺血性脑卒中。说不出话可以表现为：找词困难、吐词不清、不能理解他人说话、大舌头等。若同时合并肢体无力、麻木等其他伴随症状，就要高度怀疑是缺血性脑卒中发作。

四、 缺血性脑卒中的检查

1. 怀疑缺血性脑卒中需要做哪些检查?

（1）颈动脉B超。颈动脉B超不仅能够准确地判断颈动脉狭窄程度和范围，而且可以判断斑块的性质，对证实颈动脉源性栓塞有提示意义，从而为下一步采取何种治疗措施提供有价值的依据。

（2）椎动脉B超。椎动脉B超也可以判定椎动脉起始段和颈段是否存在管腔狭窄，是否具有手术指征。

（3）经颅多普勒超声（TCD）。经颅多普勒超声是一种有效的、无创性脑血管检查方法，通俗讲就是脑彩超。对评估颅内外血管狭窄、闭塞、血管痉挛或侧支循环建立的程度有帮助，用于溶栓治疗监测，对判断预后有参考意义。

（4）核磁共振血管造影（MRA）。MRA是利用电磁波产生身体二维或三维结构图像的一种检查方法，是对血管和血流信号特征显示的一种技术。MRA作为一种无创伤性的检查，与CT及常规放射学技术相比具有特殊的优势，一般情况下它不需要使用对比剂，血液的流动即是 MRA 成像固有的生理对比剂。

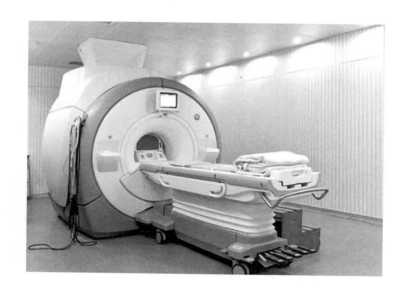

（5）计算机断层扫描血管造影（CTA）。CTA 是指给需要检查的患者在静脉中快速注入一种对比剂（造影剂），通过人体血液循环，在脑动脉和脑静脉循环过程中对比剂浓度达到最高峰值的时间内进行扫描，经工作站的后处理，重建出血管的三维立体影像。CT 血管成像可以同时显示脑血管腔内、腔外和血管管壁病变。

（6）数字减影血管造影（DSA）。DSA 也称全脑血管造影术，是在 X 射线下动脉内使用造影剂使血管显影。这种技术通过数字化处理，把不需要的软组织、骨头等组织影像删除掉，只保留血管影像，其特点是图像清晰、分辨率高，为脑血管疾病的诊断及介入治疗提供了真实的立体影像。

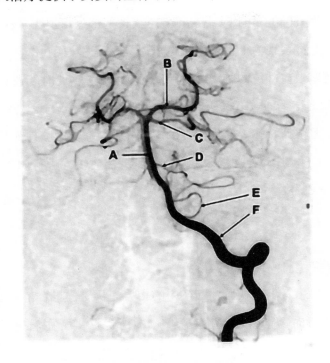

2. 为什么急性缺血性脑卒中患者需要做 CT 脑灌注成像及 CT 血管成像（CTA）检查？

由于常规 CT 检查通常难以发现急性期脑梗死病灶，而 CT 脑灌注成像能够显示脑梗死灶以及周围是否存在可挽救的脑组织，CTA 检查能够显示阻塞血管的部位，从而帮助临床制定个体化治疗方案。

3. 为什么有些缺血性脑卒中患者,CT检查没有发现病灶?

脑细胞缺血后首先表现为细胞水肿,病程的进展有个时间过程,早期 CT 检查可以无异常表现。当梗塞部位出现明显水肿时,在 CT 上可表现为低密度水肿区域,发病后一般经过 24 ~ 48 小时,梗塞缺血部位的脑水肿已经明显表现出来,此时复查 CT,目的主要是了解梗塞部位及大小,判断预后,指导治疗。另外,由于 CT 上小脑及脑干部位颅骨的影响,这些部位的脑梗死灶容易漏诊,CT 检查尚存在局限性。因此这些患者需要进行 MR 检查,以弥补 CT 检查的不足。

4. 缺血性脑卒中患者进行检查前,家属应向医生提供哪些信息?

发现患者出现缺血性脑卒中的相关症状后,应在第一时间就诊。就诊时需携带既往检查资料,向医生提供既往病史及此次

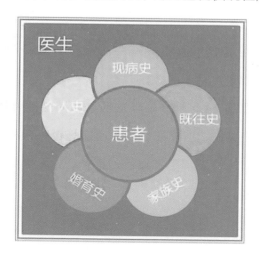

发病的准确时间，以便医生将目前检查与既往检查资料进行对比，及时有效地对患者作出正确判断，及时救治。

5. 缺血性脑卒中患者做相关检查有哪些注意事项？

（1）行 CT、磁共振检查前患者禁止携带一切含金属物品，如手机、手表、磁卡、硬币、发夹、钥匙、皮带、活动性假牙、助听器等，亦不能穿戴有金属扣、金属拉链、金属装饰的衣裤。检查时须听从检查医生的指导，保持体位不动，根据语音提示配合屏气、呼吸等动作。因 MRI 仪器要求室内温度保持在 15℃左右，请根据自身情况适当增减衣物。重症患者须有家属陪同。行 CTA 检查时需告知医生有无过敏史、甲亢史、哮喘史，检查前需空腹。

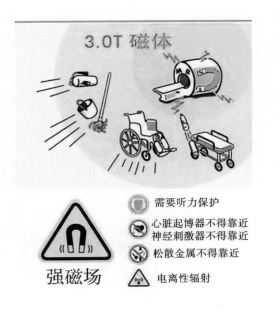

（2）行颈动脉、椎动脉 B 超检查时，应摘去项链，避免着高领衣物。

（3）经颅多普勒超声（TCD）检查前一天最好洗头，年轻女性最好不要涂很厚的粉底等化妆品；检查者可正常进餐及适量饮水，以避免血液黏稠度升高导致脑血流速度降低，影响结果的准确性；检查前须关闭手机等通信设备，在检查室内不能使用手机通话，以避免电磁信号对脑血流仪的干扰。

（4）DSA 检查前一天常规进食，晚餐不宜过饱，术前须禁食 8 小时，防止术中、术后可能出现呕吐而导致误吸；检查前一天双侧腹股沟及会阴区剃毛备皮，检查前更换患者衣裤；检查前须训练床上排尿、排便，预防术后排便困难；术前排空大小便，必要时留置导尿；检查前降压药、抗癫痫药等特殊药物常规服用。

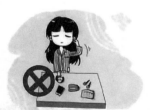

术日晨请您将假牙、手表、发卡取下，身上不要带钱及贵重物品

五、 缺血性脑卒中的治疗

1. 急性缺血性脑卒中的治疗手段有哪些？

（1）早期溶栓：急性缺血性脑卒中发病后 6 小时内采用溶栓治疗使血管再通可减轻脑水肿。常用的溶栓药物有重组组织型纤溶酶原激活剂（阿替普酶）、尿激酶等。

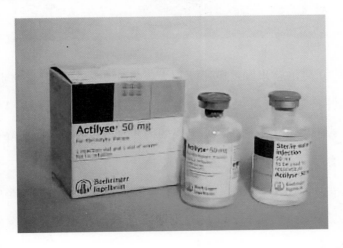

（2）调整血压：脑血栓形成患者急性期的血压应维持在比发病前平时稍高的水平，除非血压过高（收缩压大于 200mmHg），

一般不使用降压药物，以免血压过低而导致脑血流量不足，使脑梗死加重。血压过低者应补液或给予适当的药物（如多巴胺等）以升高血压。

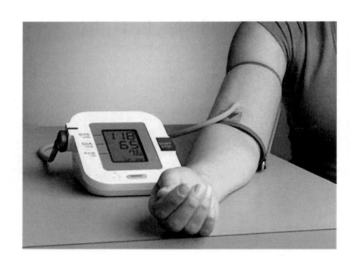

（3）防治脑水肿：梗死面积大或发病急骤时可引起脑水肿。脑水肿将加剧脑组织缺血、缺氧，导致脑组织坏死，应尽早防治。若患者意识障碍加重，出现颅内压增高的症状，应行降低颅内压治疗。

（4）抗凝治疗：抗凝治疗的主要目的是防止缺血性脑卒中的早期复发、血栓延长，以及防止堵塞远端的小血管形成继发血栓，促进侧支循环。

（5）抗血小板聚集治疗：可减少微栓子的发生，对预防复发有一定的疗效。常用药物有阿司匹林、氯吡格雷等。

（6）脑保护治疗：可通过降低脑代谢，干预缺血引发细胞毒性机制以减轻缺血性脑损伤。包括自由基清除剂、阿片受体阻断剂、钙通道阻滞剂、兴奋性氨基酸受体阻断剂等。药物可选用纳洛酮、胞磷胆碱、依达拉奉等。

（7）中医药治疗：丹参、川芎嗪、银杏叶制剂等可降低血小板聚集、抗凝、改善脑血流、降低血液黏稠度。

（8）血管内介入治疗：包括动脉溶栓治疗、动脉取栓治疗、支架植入治疗。

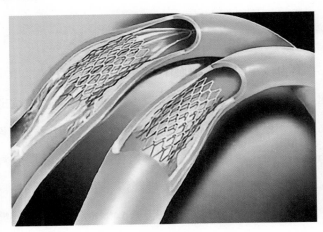

（9）外科治疗：对大面积梗死、颅内高压危象，内科治疗困难时，可行开颅切除坏死组织和去颅骨减压；对急性小脑梗死、产生明显肿胀及脑积水患者，可行脑室引流术或去除坏死组织以挽救生命。此外，颈动脉内膜切除术也是治疗颈动脉狭窄性疾病的重要手段。

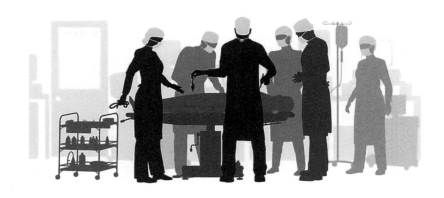

2. 缺血性脑卒中患者的血压是否降得越低越好?

一些高血压患者在得知血压升高后,往往很着急,希望能很快将血压降下来,这种想法是错误的。血压降得过快过低会使人感到头晕、乏力。合并高血压的缺血性脑卒中患者,应该在不同的病程采用不同的降压策略,譬如在脑梗死急性期应将血压保持在较高的水平,急性期后缓慢降压、逐渐达标。一般来说,单纯高血压患者应将血压控制在低于 140/90mmHg,合并糖尿病和肾病患者的降压目标则以低于 130/80mmHg 为宜。但对于合并脑血管狭窄的高血压患者,为保持充足的脑部供血,血压控制不宜过低。脑血管狭窄程度较重时,如果将血压降得过低,会使本来就已处于缺血状态的大脑进一步加重缺血,引发缺血性脑卒中。所以对高血压的治疗,应根据患者的实际情况将血压控制在合理水平。

3. 抗血小板药物应如何使用？需注意哪些问题？

（1）阿司匹林肠溶片常用剂量为每天 75 ～ 165 毫克口服，以早晨 7 ～ 8 时或晚餐后服用较佳。阿司匹林对胃黏膜有刺激作用，可引起胃炎或胃出血，所以最好不要空腹服用。服用时要注意粪便颜色，如有发黑，要及时查大便隐血。消化性溃疡活动期禁用。此外，还可出现过敏性皮疹、哮喘。阿司匹林与制酸剂合用，可减少胃肠道刺激。

（2）氯吡格雷片（波立维）常用剂量为 75 毫克每天 1 次口服。泰嘉（国产氯吡格雷）则为 50 毫克每天 1 次口服。需要快速起效时，可服 300 ～ 600 毫克符合剂量。主要不良反应为皮疹、白细胞减少、胃肠道不适等。服药前后应行血常规检查。

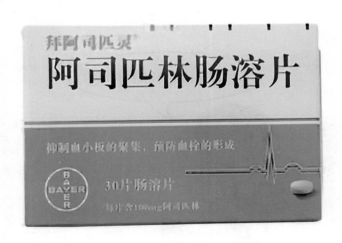

4. 使用抗血小板或抗凝药物时出现哪些情况应与医生联系?

当患者在服用抗血小板或抗凝药物时，出现以下情况应及时与医生联系：

（1）牙龈出血。

（2）痰中带血。

（3）鼻出血。

（4）红色或棕色小便。

（5）血便或黑便。

（6）外伤后出血不止。

（7）月经量过多。

（8）头痛或腹痛。

（9）头晕、乏力或不明原因的虚弱。

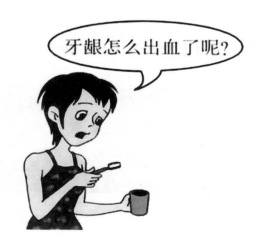

5. 服用阿司匹林期间可否吃吃停停?

由于担心阿司匹林的毒副作用,有些患者不能坚持服用,这样做是错误的。高危患者服用阿司匹林来防治脑卒中应当是一个长期过程。这与阿司匹林的作用机理有关:阿司匹林在体内的分解产物与血小板中的环氧化酶结合,抑制血小板聚集,发挥抗血栓作用。但由于血小板在血液循环中的寿命约为7天,随着体内新生血小板的不断产生,血小板的聚集功能会逐步恢复。因此,只有每天坚持服用有效剂量的阿司匹林,才能抑制新生血小板的聚集功能,达到预防血栓的目的。

近年来国外的研究显示,脑卒中的存活者如果中断使用阿司匹林,在1个月内缺血性脑卒中的复发危险将会增加3倍以上,停药1周内更应当引起注意。

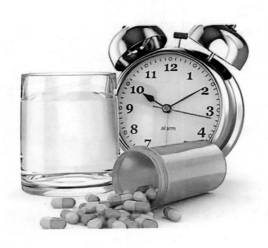

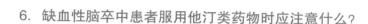
6. 缺血性脑卒中患者服用他汀类药物时应注意什么？

在服用他汀类药物前应检查肝肾功能、血脂、肌酸激酶。用药3个月后复查上述指标，如果肝肾功能及肌酸激酶均正常，说明患者耐受性良好，可长期服用，以后一般半年或1年复查一次即可。如果上述指标轻度增高，可暂时观察，定期检测。如果指标明显增高，则应及时询问医生是否停止用药或减量。

7. 缺血性脑卒中伴房颤患者使用华法林时有哪些注意事项？

华法林是一种维生素 K 拮抗剂，能预防和治疗静脉血栓和肺栓塞，适用于具有缺血性脑卒中高危因素的房颤患者。

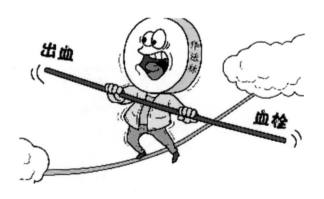

（1）服药时的指导

富含维生素 K 的食物能降低抗凝药的效果，如动物肝脏、甘蓝、菠菜、西芹、豆奶、绿茶。中草药也影响华法林的使用，丹参、当归、红花等能够增强华法林的抗凝作用，西洋参、人参、枸杞等可减弱华法林的作用。因此，服用华法林的患者最好少吃以上食物，或在服药期间询问医生，遵医嘱定量食用。为了维持华法林抗凝疗效的稳定，患者有必要保持饮食结构的相对平衡，服药期间不要随意调换蔬菜的种类和数量，在短时间内避免摄入菠菜、动物内脏、豆奶、绿茶及西兰花等富含维生素 K 的食物，以免影响抗凝效果。

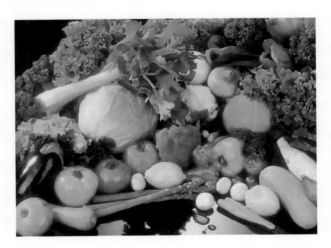

（2）服药后的监测

开始用药时患者应坚持每周至医院查国际化标准比值（INR），并根据 INR 值调整华法林用量（INR 控制在 2.0 ~ 3.0）；待剂量稳定后，遵医嘱调整至 2 周 ~ 1 个月监测 1 次。

（3）服药后的指导

①若患者出现牙龈不明原因大量出血、鼻出血，皮下瘀点、

瘀斑，黑便，呕血（或咖啡色液体）等情况，应立即就诊。

②注意避免剧烈运动及情绪波动，老年患者注意控制血压，避免外伤磕碰。

③华法林可与许多药物发生相互作用，故加用或停用任何药物时，应更密切地监测 INR。

④滥用抗生素和排毒洗肠保健法，破坏肠道菌群平衡，容易造成维生素 K 缺乏，如果使用华法林，也容易导致出血。

⑤腹泻、呕吐可影响药物吸收，心功能衰竭或原发性肝胆疾病均可减少维生素 K 合成，同时降低华法林的代谢率，这时华法林的用量应遵医嘱减少。

（4）患者就诊时应告知医生用药情况

多种药物与华法林合用会出现增加或减弱其抗凝作用的情况，患者就诊时应告知医生是否在服用以下药物。

①增强华法林抗凝作用药物：链激酶、尿激酶、阿司匹林和非甾体类抗炎药，广谱抗生素、磺胺、西咪替丁、乙醇、苯妥英钠、氯丙嗪、苯海拉明等。

②降低华法林抗凝作用药物：利福平、苯巴比妥、维生素 K、口服避孕药、雌激素和肾上腺皮质激素。

第二部分　病房护理篇

一、 缺血性脑卒中伴随症状的处理

1. 缺血性脑卒中患者体温异常的原因有哪些？

（1）体温升高。常见于继发感染、下丘脑或脑干受损（因影响体温调节中枢功能而引起中枢性发热，临床特点为持续高热而无寒战，四肢不热，不出汗），体温升高还可由躁动或抽搐引起。

（2）体温下降或不升。为呼吸、循环衰竭、下丘脑严重病变或临终的表现。

2. 缺血性脑卒中患者体温升高时该如何护理？

密切观察患者体温变化，体温高于39℃时，给予物理降温，采用温水擦浴，必要时用消炎痛栓塞肛或药物降温。应鼓励患者多饮水以补充体内水分。对体温不升者应给予保暖。落实基础护理，保持患者舒适。体温下降有渐退和骤退两种形式，渐退大多数属正常的退热现象，患者症状随热退而减轻，是病情好转的现象。若全身情况反而加重，呼吸增快，血压下降则是病情恶化的征兆，均应密切观察和及时处理。

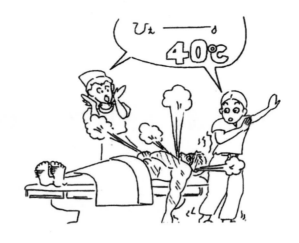

3. 缺血性脑卒中患者吞咽障碍的表现是什么？

吞咽障碍是缺血性脑卒中常见的合并症之一，可以表现为进食困难；吞咽后呛咳，并可伴有经鼻反流、误吸、气喘；哽噎，流涎；吞咽时食物堵塞感。

4. 缺血性脑卒中患者吞咽障碍时该选择何种进食方式？

对于吞咽障碍患者首先要调整食物形态，以稠厚的流质食物为主。饮水最容易引起呛咳。进食时宜采用半卧位、颈部向前屈的姿势，这样既可以利用重力使食物容易吞咽，又可减少误吸。每口食物量要从少量开始，逐步增加，寻找合适的"一口量"。进食速度应适当放慢，出现食物残留口腔、咽部而不能完全吞咽的情况时，应停止喂食，并让患者重复多次做吞咽动作或配合给予一些流质来促进残留食物吞入。吞咽障碍严重的患者应及时到医院康复医学科就诊，进行吞咽功能评估（如洼田饮水试验），以判断是否需要给予保留鼻饲管进食，同时进行吞咽训练，以及给予吞咽物理治疗等专科治疗措施。

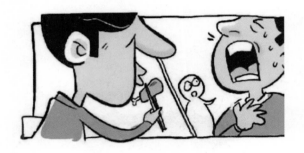

5. 缺血性脑卒中患者误吸发生后该如何急救与护理？

误吸是指食物或液体在声带水平以下进入气管，它可发生在吞咽前、吞咽中或吞咽后。在吞咽障碍患者的床边要备好吸引器，如果患者进食时发生呛咳、误吸或呕吐，应立即让患者取头侧位，及时清理口鼻分泌物和呕吐物，保持呼吸道通畅，预防窒息和吸入性肺炎。遵医嘱用药。

6. 缺血性脑卒中昏迷患者如何保持口腔清洁？

（1）擦洗时动作要轻，以免损伤口腔黏膜，特别是对凝血功能较差的患者。

（2）昏迷患者禁忌漱口，需用开口器时应从臼齿处放入，对牙关紧闭患者不可暴力助其开口。擦洗时棉球不宜过湿，以防溶液误吸入呼吸道。棉球要用止血钳夹紧，每次 1 个，防止遗留在口腔，必要时清点棉球数量。

（3）传染病患者用过的物品须按消毒隔离原则进行处理。

（4）对于长期应用抗生素的患者，应观察其口腔黏膜有无真菌感染。

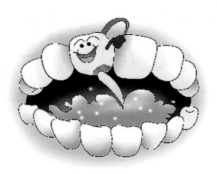

7. 缺血性脑卒中患者突发呃逆该如何处理？

（1）屏气法。深吸一口气，憋气片刻，再用力呼出，反复做数次。

（2）鼻导管反复刺激咽部。即可通过鼻腔插入 8～12 厘米长的软导管，刺激鼻咽部，至少 20 分钟，以阻断呃逆反射环，终止呃逆。

（3）按压双眼球法。患者闭目，术者将双手拇指置于患者双侧眼球上，按顺时针方向适度揉压眼球上部，直到呃逆停止。但青光眼、高度近视患者忌用，心脏病患者慎用。

（4）按压眶上神经法。患者平卧位或坐位，术者用双手拇指按压患者双侧眶上，相当于眶上神经处，以能忍受为度，双手拇指交替旋转 2～4 分钟，并嘱患者有节奏地屏气。

（5）牵舌法。患者取仰卧位或半卧位，张口，伸舌，术者用消毒纱布裹住舌体的前 1/3 ~ 1/2 部分，轻轻向外牵拉，以患者稍有痛感为度，持续 30 分钟左右后松手，使舌体复位。

（6）足部疗法。嘱患者用手指稍加压力揉搓足底，直至呃逆停止。

（7）可用压舌板或吃饭用的小勺按压舌根部，出现干呕，利用咽反射的作用可立即暂停呃逆。

（8）喷嚏法。打喷嚏可终止呃逆。

（9）对于轻型患者，有时通过快饮一杯水和咽干食物、冰块等方法可终止呃逆发作。

（10）穴位贴敷治疗。将穴位敷贴贴于足三里、膻中、内关、太冲等穴位，24 小时更换一次，对胶布过敏者慎用。

8. 缺血性脑卒中患者运动障碍时应注意什么？

（1）帮助患者恢复其功能，预防因运动障碍、长期卧床带来的并发症及危险。

①防止瘫痪肢体废用性综合征的发生：发病早期即给予良肢位摆放，防止肩关节、髋关节外展、足下垂等并发症的发生。

②在恢复期做好患肢的被动、主动功能训练、步态训练，以利于肢体功能恢复。

（2）保证皮肤的完整性，防止压力性溃疡的发生。

（3）保证患者的安全，防止坠床、跌倒的危险。患者四肢瘫痪时给予使用床挡，肢体无力但能行走时要有人陪伴，准备防滑鞋。另外，床、椅、坐便器高度要合适，备扶手。

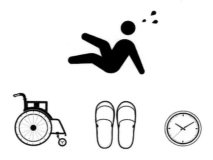

（4）保证喂养合适，防止误吸的危险。当患者因咽喉肌麻痹出现吞咽困难时，应给予糊状食物，饮食时将床头抬高，使其取半卧位，并给予患者充足的饮食时间。如有呛咳，无法自行饮食，给予鼻饲饮食。

（5）可穿弹力袜预防深静脉血栓形成及并发肺栓塞，尿潴留者给予留置导尿，便秘者给予对症护理。

9. 缺血性脑卒中患者肩痛如何处理？

肩痛是缺血性脑卒中偏瘫患者最常见的并发症之一。通常

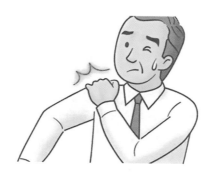

表现为活动肩关节时出现疼痛，严重的患者可有静息痛。

肩痛的治疗方法：

（1）理学疗法

①局部物理因子治疗，如热疗、冷疗、功能性电刺激、神经肌肉刺激、痉挛电刺激及生物反馈等物理疗法，以及吊带、肩关节支撑、体位摆放等。冷疗可明显改善肩痛的程度。

②神经促通技术疗法。

（2）药物治疗

包括激素、消炎镇痛剂、局部麻醉药物和抗痉挛制剂等。肩痛较轻或考虑与慢性炎症有关时，还可试用吲哚美辛、布洛芬等消炎镇痛药物。有固定痛点且疼痛明显时，可以考虑行局部注射麻醉药合用类固醇激素，多能明显缓解肩痛。对剧烈肩痛、关节活动受限而考虑有肩周炎或肱骨头粘连固定的患者，可在手法松解粘连之前使用止痛药物，以便治疗能顺利进行。

（3）外科手术疗法

主要是松解挛缩。对于后遗症伴有严重挛缩、肩胛骨固定、肱骨内收和内旋肌严重痉挛、挛缩的患者，以及肩部异位骨化影响肩关节活动的患者，可行手术治疗，松解挛缩固定，去除异位骨组织，恢复肩部的活动度。

除上述三种治疗方法外，还有关节松动、腕踝针针刺、撤针疗法等康复方法。

10. 长期卧床的缺血性脑卒中患者如何预防压力性损伤？

压力性损伤是重症缺血性脑卒中患者常见的并发症之一，特别是长期卧床患者更容易发生。采取适当的方法可以预防压力性溃疡的发生。

（1）定时更换体位，每 1～2 小时翻身 1 次，骨隆突处垫软枕。注意翻身技巧，不要拖拉患者肢体，应扶助关节处，避免扭伤及脱臼。对肥胖患者应使用提单法为其翻身。半侧卧位时患者体位采取 30°角，以防剪切力给患者造成压力性损伤。注意翻身不宜在饭后 1 小时内进行，以避免食物反流，引起误吸。

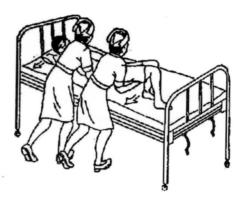

（2）如有大小便失禁、呕吐及出汗的情况，应及时擦干，保持干燥，及时更换衣服、床单、被子，并保持平整、舒适。

（3）更换体位及取放便盆须动作轻柔，避免拖拽损伤皮肤。

（4）翻身时观察皮肤情况，检查有无异物压在身下。

（5）使用预防压力性损伤的工具，如气垫床、软垫、泡沫减压贴等，以减轻受压皮肤的压力。

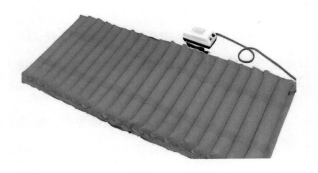

（6）饮食注意营养，增加皮肤抵抗力。

11. 缺血性脑卒中患者大便失禁该如何护理皮肤？

大便失禁者由于不定时排便，易造成肛周淹红、破溃，这就需要随时观察有无大便排出，要随时清理。最好使用湿巾或软纸擦拭，每日用水冲洗肛周2次，保持肛周的干燥、清洁。每次清理完大便后，最好涂用肛周保护膜或护臀霜，以防止皮肤破溃。如出现破溃迹象，请皮肤科医生会诊，协助处理。

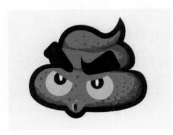

12. 缺血性脑卒中卧床患者如何预防便秘的发生？

便秘是卧床患者常见的并发症之一。缺血性脑卒中患者同时应用脱水剂，更易出现便秘，故一定要保持大便通畅，防止排便费力引起颅内压增高，危及生命。

（1）注意饮食调整。脑卒中患者一旦经口进食，最好选择高纤维食物和能增加粪便体积的食物，同时增加水分的摄入，防止粪便干燥，尽量使大便呈绵软状。

（2）养成良好的习惯。养成定时排便的习惯，排便时间最好在早晨起床之后，或早餐后 20 分钟，即使此时没有便意，也最好解一次大便，促成正常排便反射的形成。排便时最好精神集中，环境安静、没有打扰。不要用力排便。可利用胃结肠反射选择餐后排便。如发生大便嵌结，可用手辅助患者排便。

13. 缺血性脑卒中患者发生便秘怎么办？

（1）嘱患者不可过分用力排便。

（2）按顺时针方向（由右下腹、向上、再向左、再向下至左下腹）按摩腹部，促进肠蠕动。

（3）每日饮开水 2000 ～ 2500 毫升（有严重心脏病患者不宜过量进水，避免增加心脏负荷）。

（4）指导患者食用含纤维素多的食物，如芹菜、韭菜、菠菜、粗粮、豆类、谷类、新鲜水果类等，可促进肠蠕动，预防大便干燥。

（5）穴位贴敷治疗：将穴位敷贴贴于足三里、天枢、大横、支沟等穴位，24 小时更换一次，对胶布过敏者慎用。

（6）遵医嘱口服通便药物或使用开塞露。

（7）对于干硬的大便，在充分润滑的基础上可戴手套用手指或小勺将大便掏出。

（8）用温热水擦洗肛周皮肤，促进收缩。

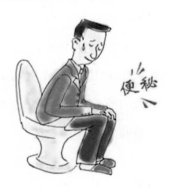

14. 缺血性脑卒中患者小便失禁如何护理？

尿失禁患者尽量不给予留置导尿管。男性患者可给予假性导尿，女性患者可给予成人纸尿裤使用，应及时更换尿垫、纸尿裤。会阴皮肤可预防性涂用护臀霜或肛周保护膜、紫草膏等，防止淹红。此外，还应为患者制定排尿时间表，养成规律排尿的习惯。保持环境清洁及空气清新，定期通风，去除异味。还应做好小便失禁患者的心理干预，多给予鼓励和安慰，树立其信心。

15. 缺血性脑卒中患者为什么好发深静脉血栓？怎样观察？

下肢深静脉血栓是常见的周围血管疾病，其导致的静脉瓣膜功能不全及并发的肺栓塞对患者劳动力及生命安全构成了极大威胁。形成深静脉血栓的主要原因为静脉血流滞缓、静脉壁损伤和血液高凝状态。

临床检测的方法：

（1）观察有无一侧肢体突然肿胀。

（2）观察有无局部疼痛、行走时加剧情况。

（3）将足背侧急剧弯曲时，可引起小腿肌肉深部疼痛。这是由于腓肠肌及比目鱼肌被动伸长时，刺激小腿血栓静脉引起。

（4）观察有无浅静脉曲张。深静脉阻塞将引起浅静脉压力升高。

（5）观察有无呼吸困难。急促、发绀、胸痛、咳喘、咯血、心率加快等都有可能是肺栓塞的表现。

16. 缺血性脑卒中患者如何预防深静脉血栓？

（1）卧床患者每1～2小时变换一次体位，不要在小腿及膝下垫枕，以免影响小腿深静脉血回流。

（2）卧床期间定时做下肢的主动及被动运动，鼓励患者做深呼吸及咳嗽动作。

（3）病情允许的话，尽量早起下床活动，必要时可穿医用弹力袜或使用间歇式充气治疗仪，以增加静脉回流，减少血液瘀滞。

（4）静脉给药避免同一部位、同一静脉反复穿刺，尽量不使用下肢静脉输液。

（5）叮嘱患者，如感到下肢沉重、胀痛，应警惕有深静脉血栓形成的可能，不可盲目活动。

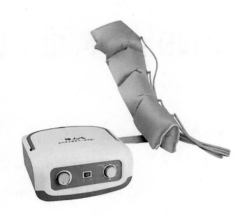

17. 缺血性脑卒中患者发生深静脉血栓该如何护理？

（1）抬高患肢：急性期卧床休息并抬高患肢30°，以利于静脉回流，减轻水肿。

（2）患肢制动：严禁局部推拿、按摩，不要过早下床活动。

（3）补充足够的液体，防止血液过于黏稠。

（4）卧床休息1～2周，避免活动和用力排便，以免引起血栓脱落。

（5）溶栓治疗：急性期或并发肺栓塞，发病一周内的患者可用纤维蛋白溶解剂治疗。溶栓时采用患肢远端浅表静脉给药，静脉穿刺成功后，抬高患肢15°～30°，以利于药物向心回流。

二、 缺血性脑卒中的康复训练

1. 缺血性脑卒中患者为什么需要康复治疗?

缺血性脑卒中患者常存在各种后遗症和功能障碍,包括肢体活动不利、感觉麻木、言语不清、吞咽困难、大小便失禁等,导致患者生活不能自理,甚至长期卧床。临床急救治疗目标主要在于挽救患者生命和减少并发症,而对这些后遗症的处理,则需要及时的康复治疗。康复治疗就是综合应用各种康复治疗技术,最大限度地改善患者的功能,从而提高患者的生活自理能力(包括独立穿衣、吃饭、洗漱、步行等方面),改善患者的生活质量,使患者可以回归家庭和社会。

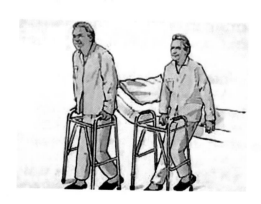

2. 缺血性脑卒中患者应何时进行康复治疗?

缺血性脑卒中患者长时间卧床可导致肌肉萎缩、关节痉挛变形、骨质疏松、皮肤破损等问题。因此,康复一定要尽早进行,患者只要生命体征平稳就可以进行康复治疗。早期的康复治疗以良肢位摆放、关节被动活动、早期床边坐位等训练为主,有助于患者的神经功能恢复,避免过分卧床的不利影响。缺血性脑卒中后康复治疗的最佳时间是在发病后 3 个月以内,如果超过 1 年再进行康复治疗,各种功能恢复的效率将有所降低。

3. 缺血性脑卒中患者康复治疗有哪些方法?

缺血性脑卒中康复治疗方法包括康复医疗处置、物理疗法、作业疗法、言语治疗、心理治疗、矫形器治疗、中国传统治疗及康复护理等。其中康复医疗主要是处理缺血性脑卒中患者的各种临床问题。物理治疗强调通过反复的运动训练改善患者的活动能力,使患者能够独立翻身、坐起、站立和行走等,也包括电疗、光疗、磁疗、水疗等。作业疗法则着重于训练患者独立完成穿衣、吃饭、洗漱等日常活动,提高患者的生活自理能力。言语治疗可以提高患者语言和非语言表达能力。心理治疗是对缺血性脑卒中继发抑郁或焦虑的患者进行心理疏导及药物治疗。矫形器治疗是指,当患者出现足下垂及内翻等情况、很难自身纠正时,可加用根据具体畸形肢体配置矫形器协助肢体功能康复。康复治疗组由康复医师、康复治疗师、康复护士共同组成,针对缺血性脑卒中患者各方面的问题进行分析评定，制定个体化的康复治疗方案，开展综合、全面、系统的康复治疗。

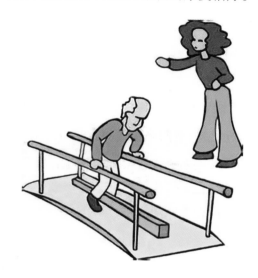

4. 缺血性脑卒中患者系统性康复治疗的适应证有哪些？

（1）缺血性脑卒中患者病情稳定，是能否进行正规程序化康复的首要条件。

①稳定：患者前48小时内生命体征平稳、体温正常；基础疾病和其他合并症、并发症病情无变化或有改善；治疗方案不需要改变；自主进食或已建立常规的营养通路。该类患者可进入正规康复程序。

②中度稳定：前48小时内，出现一方面或多方面的病情变化；需要改变治疗方案，但是神经系统缺陷无加重或有改善；并

未完全建立常规营养通路。该类患者可在严密监护下尝试进行康复治疗性活动。

③不稳定：患者前 48 小时内神经功能缺陷与意识状态加重或波动；伴有心律失常、心力衰竭及其他需诊断及治疗的威胁生命的疾病；治疗方案须依病情的变化不断调整。总之，病情不稳定的患者，临床治疗是第一位的，应暂缓进行康复治疗。

（2）认知功能足以满足完成其学习活动的需要。

（3）有维持主动性康复治疗性活动最基本的体力。康复治疗需要患者具有一定的体力，根据患者能够参加活动的时间，将患者的体力分为三类：

①每日不少于 3 小时的体力活动；

② 1 ~ 3 小时的体力活动；

③不足 1 小时的体力活动。

基本体力是指患者能够进入康复治疗阶段所具有的最少体力，即在辅助下保持坐位不少于 1 小时。具有以上特点的患者经过系统康复治疗，预计可以达到康复治疗的目的。

5. 缺血性脑卒中患者系统性康复治疗的禁忌证有哪些？

（1）病情过于严重或进行性加重中，如深度昏迷、颅内压过高、严重的精神障碍、血压过高、神经病学症状仍在进行发展中等。

（2）伴有严重的合并症，如严重的感染（吸入性肺炎等）、糖尿病酮症、急性心肌梗死等。

（3）严重的系统性并发症，如失代偿性心功能不全、不稳定心绞痛、急性肾功能不全、活动性风湿、严重的精神病等。

6. 缺血性脑卒中患者何时进行步行训练？是不是越早越好？

恢复步行能力是绝大多数缺血性脑卒中患者最迫切的需求。大部分患者可以恢复步行能力。但是缺血性脑卒中患者的步行训练并不是越早越好，如果站不稳时就急于行走，容易形成异常步态，常见的有患侧下肢僵直、呈"划圈样"步行。异常步态一旦形成往往难以矫正，此外也容易发生跌倒等意外，加重患者的损伤。因此，缺血性脑卒中患者必须在经过前期的康复训练，具备以下条件后才能进行步行训练：

（1）能完全站稳，能控制好身体的重心而不跌倒。

（2）患侧下肢具备足够的负重能力，能独立支撑约 3/4 的体重。

（3）患侧下肢能主动屈曲和伸展髋、膝关节。

7. 缺血性脑卒中患者如何选择手杖及进行持杖步行？

很多缺血性脑卒中患者由于功能受限，或是为了增加步行稳定性和安全性，需要借助手杖进行步行。首先要选择合适的手杖，一般要求手杖的长度约等于地面到患者股骨大转子（髋关节外侧皮肤凹陷处）的高度，并且在肘关节屈 20° 下健侧手持手杖，手杖脚应位于距离足尖前外方 15 厘米左右。如果患者持普通手杖步行时仍不稳定，可以选用四脚手杖。持杖步行多采用"三点步行法"，首先健侧手持手杖点出，而后患侧腿迈出，最后是健侧腿迈出。也可采用"两点步行法"，先是手杖和患侧下肢同时向前迈出，然后再迈出健侧下肢。与"三点步行法"相比，这样步行速度较快，但稳定性稍差。

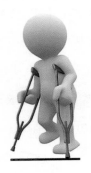

8. 缺血性脑卒中患者康复期为什么容易发生跌倒？

缺血性脑卒中患者跌倒的因素分为内在因素和外在因素。

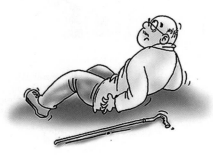

（1）内在因素

①年龄。随着年龄的增长，老年人各器官功能逐渐衰退、感觉迟钝、反应变差，与其他年龄段的人群相比更加容易跌倒。

②躯体移动障碍。缺血性脑卒中可导致各种功能障碍损害，如肢体肌力下降、肌肉萎缩、关节运动受限、平衡功能障碍、肌痉挛、肌张力障碍、姿势步态异常等，使患者的移动速度和控制力下降，容易引起跌倒。

③跌倒史。在缺血性脑卒中患者中，有跌倒史的患者的跌倒概率高于没有跌倒史的患者。

④视力障碍。缺血性脑卒中会使患者产生偏盲而造成视力障碍，同时随着年龄的增长视力的敏锐性和适应性都会下降。因此，视力损害使跌倒的可能性增加。

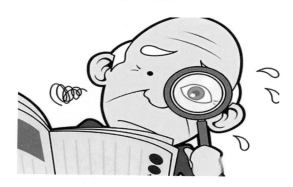

⑤认知障碍和痴呆。缺血性脑卒中患者由于中枢神经受到损害，往往造成认知障碍、智力下降和痴呆。这些患者可能对情况的判断有误差，也可能意识不到危险的存在，这些都增加跌倒

的风险。

⑥体位性低血压。患者改变体位时（如起床、下床、行走、由蹲位起立），动作过快或降压药用量过大，容易发生低血压，导致一过性脑缺血发作而引起跌倒。

⑦精神心理因素。害怕跌倒在缺血性脑卒中患者中是普遍的心理现象，许多研究显示害怕跌倒与活动限制有关，害怕跌倒会减少活动，从而降低活动能力，而活动能力的低下会进一步增加跌倒的风险。

（2）外在因素

①药物治疗。多种药物的使用会引起患者头昏眼花、丧失方向感、低血压，以及其他一些影响平衡能力的因素。

②环境危险因素。昏暗的光线、不平松散的地毯、不平湿滑的地板，或在家具、阶梯旁，或在上下楼梯时，均极易发生跌倒。

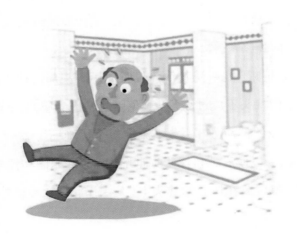

9. 缺血性脑卒中患者如何预防跌倒？

（1）要对缺血性脑卒中患者、患者家属及护理人员进行预防跌倒的知识教育，提高他们对跌倒风险的认识，从而有效地预防患者跌倒。

（2）对患者进行功能训练，提高患者的运动功能、感觉功能、活动技巧、认知能力，调节患者的精神心理状况，最大限度地预防跌倒。

（3）保持患者行走区域的干燥，避免在行走之前进行擦地等活动，如地面有积水、油污等应及时擦干净。

（4）保持通道通畅，避免摆放过多设备和物品，避免电线等物品绊倒患者。

（5）穿着舒适、得体、防滑的衣服和鞋子。

（6）走廊、床边、厕所、浴室等应安装扶手。

10. 缺血性脑卒中卧床患者如何进行良肢位摆放？

（1）仰卧位

发病初期不能耐受其他体位时应用。头部由枕头给予足够的支撑，但枕头不应过高，以避免引起胸椎的屈曲，诱发上肢的曲肌、下肢的伸肌处于优势倾向。患侧肩胛下、盆骨下要垫高2～3厘米，以使肩胛和骨盆前伸并防止肩胛回缩和骨关节外旋。膝屈曲，患臂放在体旁的枕头上，肩关节前伸，手臂外展、外旋稍抬高。为避免刺激足底的阳性支撑反射，不应在足底处放支撑物试图抵抗踝跖屈。

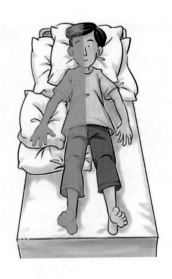

（2）健侧卧位

躯干的横轴要基本保持与床的平面垂直，避免半仰卧或半俯卧。在胸前放枕头支撑患侧上肢，以肩屈 80°～100° 为宜。患侧下肢也要用枕头支撑，以保持髋、膝关节微屈，踝关节于中间位，患肢保持肩关节前伸 90° 左右的各关节伸展位。健侧肢体放在任何舒适的体位均可。

（3）患侧卧位

关于舒适的体位，躯干稍向后仰，腰背部放枕头支撑以确保肩胛前伸，肩关节屈曲 80°～100°，肘伸展、前臂旋后，从背部看肩胛内缘紧贴胸壁，患者无不适感。健侧上肢放在身体上或后边的枕头上，患侧下肢可置于曲髋、屈膝和背曲、外翻踝的体位，健侧下肢放在舒适体位。

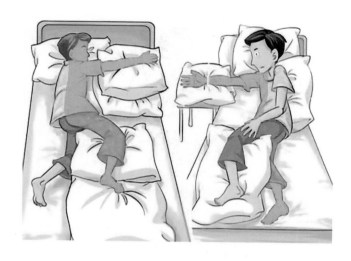

注意事项：床应放平，不主张抬高床头及半卧位，此体位受迷路反射的影响使下肢伸肌张力增高。患者手内不放任何物体，避免引起抓握反射使指屈肌痉挛。强调变换，任何舒适的体位均不应超过 2 小时，以防压力性损伤。

11. 与伴有语言障碍的缺血性脑卒中患者沟通交流的方法有哪些?

（1）手势法：与患者共同约定手势示意图，如上竖拇指表示大便，下竖拇指表示小便；张口是吃饭，手掌上、下翻动是翻身。手捂前额表示头痛，手在腹部移动表示腹部不适。除偏瘫或双侧肢体瘫痪者和听力障碍者不能应用外，其他失语情形均可应用。

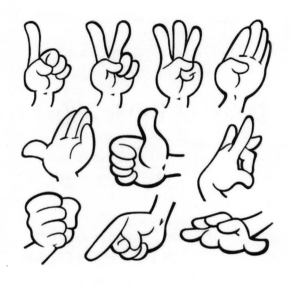

（2）实物图片法：利用一些实物图片，进行简单的思想交流以满足生理需要，解决实际困难。利用常用物品，如茶杯、便器、碗、人头像、病床等，反复教患者使用。如茶杯表示要喝水，病床表示要翻身。此种方法最适用于听力障碍患者的交流。

（3）文字书写法：适用于文化素质高，无机械性书写障碍和视空间书写障碍的患者，在认识疾病特点后，医护人员、护理者有什么要求，可用文字表达，根据病情和需要进行卫生知识宣教。

三、 缺血性脑卒中介入治疗的观察

1. 缺血性脑卒中患者介入治疗后常见哪些症状？如何护理？

缺血性脑卒中患者介入治疗后常会出现下述症状：

（1）腹胀：大部分患者介入手术后都会出现腹胀，原因有卧床引起胃蠕动减慢，进食不易消化食物，原有胃肠病变及手术消毒时受凉，手术过程中出汗较多，一冷一热等。

（2）腰痛：卧床时间长了会出现腰痛，此外，患者年龄较大的，多数合并骨质增生和腰椎病变。

（3）失眠：绝大多数患者介入手术后失眠，原因有精神紧张、卧床身体不舒服、探视人员过多等。

护理及处理方法：

（1）腹部保暖、腹部热敷及腹部按摩。可用热水袋、热毛巾热敷，也可按顺时针方向，以肚脐为中心轻轻按摩；严重腹胀者，可采取药物或肛门排气缓解症状。

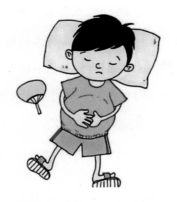

（2）腰部垫一些柔软、舒适的棉织品，定时做腰部按摩可缓解腰痛症状，按摩方法是将手伸进患者腰部做按、揉、压等动作，每次 3 ~ 5 分钟。此外，对一些症状严重的患者，可以在度过绝对制动期后，做一些小幅度的侧身运动，或使用止痛剂、镇静剂。

（3）术后失眠可引起心率增快、血液升高，不利于病情恢复。可以通过自我精神调整、减少探视、保持环境安静解决，必要时可使用镇静剂。

2. 缺血性脑卒中患者介入治疗术后制动应该如何"运动"？

介入手术后身体制动的患者仍应该进行适当的活动，以利于病情恢复及减少并发症的发生。具体方法：

（1）手术侧肢体制动时，非手术侧肢体可自由活动。

（2）手术侧下肢可稍微外展弯曲，大幅度弯曲或肌肉紧绷不动都是不对的。

（3）手术侧下肢在去除沙袋或压迫器压迫后可进行运动，以防止血栓形成。方法：向脚尖部紧绷肌肉运动和向脚背部勾紧肌肉运动各做数次；转动脚踝部运动数次；膝关节做弯曲与伸展运动。上述运动可由患者自己完成，也可以由家属帮助完成。但是，对于有下肢静脉曲张或静脉炎的患者，一定不要用力挤压、挤捏下肢。

3. 缺血性脑卒中患者介入治疗时拔鞘后局部应注意观察什么？

拔出鞘管后，介入手术的穿刺点需要用弹性胶布、胶布或绷带进行加压包扎。在包扎未解除前，需要观察伤口局部有无渗血。如包扎的敷料渗血，应及时通知医护人员。此外，还要注意包扎侧肢体的颜色、足背动脉搏动、有无明显的发凉或疼痛等异常现象。在解除加压包扎后48小时内，须注意局部有无血管杂音。

4. 缺血性脑卒中患者支架植入体内后是否会出现塌陷、移位或生锈？

介入支架一般采用的是不锈钢合金材料，具有很强的支撑力，耐腐蚀，有塑性记忆功能，不会生锈和塌陷。术中操作扩张支架时所给予的高压力超过汽车轮胎压力的 6 ~ 8 倍，使支架紧紧地镶嵌于动脉壁上，因此不会移位。

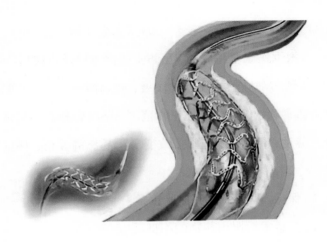

5. 缺血性脑卒中患者介入治疗后发生假性动脉瘤应如何护理？

肥胖、高血压、依从性差、多次穿刺的患者，术后易发生假性动脉瘤，护理中应注意：

（1）穿刺部位的观察：应加强术后巡视，一般30分钟观察一次。护士做好交接班工作，严密观察出血情况、血肿范围的变化，并做好记录。

（2）同时观察穿刺侧肢体远端的血液循环情况，如足背动脉搏动、皮肤温度。

（3）加压包扎解除后，查看局部有无肿块及搏动感，听诊有无血管杂音，以防假性动脉瘤的持续及扩大。

（4）观察血压、心律、表情、面色、皮肤温度等全身情况。

（5）心理护理：建议患者卧床休息，患肢制动，指导患者床上大小便，避免屏气、用力解大便。

6. 缺血性脑卒中患者介入治疗后应注意什么？

（1）根据医嘱坚持服药，预防支架内血栓及再狭窄。

（2）预防动脉粥样硬化的发展，戒烟控酒；食用低胆固醇低动物脂肪食物；保持体重在正常范围；坚持轻松和缓的体育锻炼和体力劳动；保持精神愉快，改变急躁易怒的性格；保证足够的睡眠；减少精神刺激和紧张。

（3）保持血压、血糖和血脂正常。

（4）注意术后服用药物的不良反应。

（5）按医嘱定期复查。

第三部分　家庭管理篇

一、 缺血性脑卒中的自我调护

1．缺血性脑卒中患者如何养生？

（1）早睡早起。

（2）平和心态。精神紧张和情绪激动容易诱发缺血性脑卒中。

（3）合理饮食。

（4）戒烟限酒。吸烟是造成脑卒中的重要因素，应绝对戒烟。少量饮用低度酒，如黄酒、葡萄酒，可促进血液流通。烈性酒在禁忌之列。

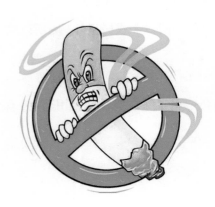

（5）劳逸结合。应避免过重体力劳动或突然用力，不要过度劳累。

（6）适度锻炼。运动应根据个人的身体条件、兴趣爱好选择。

（7）积极治疗。坚持必要的药物治疗，对能加重缺血性脑卒中病情的疾病（如高血压、糖尿病、高血脂等）都必须服药加以控制。

2. 缺血性脑卒中患者的居住环境有何要求?

缺血性脑卒中患者居住环境的好坏直接影响疾病的康复，因此对缺血性脑卒中患者的居住环境应有以下要求：

（1）要求室内安静，居室的噪声白天应小于50分贝，夜间小于45分贝。

（2）要求居室通风，可定时开启门窗。

（3）要求居室温度和湿度适宜，以室温20℃及60%的湿度为宜。

（4）要求居室布局合理，居家家具简洁，便于患者行动。

（5）花草应放于阳台上或居室外，厕所以马桶或坐厕为佳。

3. 缺血性脑卒中患者如何规范服药?

缺血性脑卒中患者往往要长期服用药物，保障用药安全至关重要。

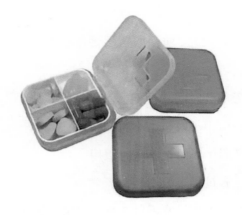

（1）在服用药品时应注意：

①按医生处方或药品说明书所规定的时间间隔服药，不要随意延长或缩短服药时间。

②按医生处方或药品说明书所规定的药量服药。药量不够达不到预期效果；药量过大会引起毒性反应，甚至危及生命。

③服药期间，在定期复查观察疗效的基础上，还要注意不良反应等异常变化，一旦出现应及时就诊，由医生确定是否和服用药物有关。

④不要擅自调药。

（2）在保存药品时应注意：

①把药放到儿童不易接触的地方。

②过期、变色、变质的药品要扔掉，避免服用。

③药品要与药瓶或药袋上的名称相符，不可错放。

④内服药和外用药要做好标记并分开存放，保管好药品说明

书，以备查阅。

⑤需要冷藏、避光、防潮的药品要存放在符合保存条件的环境中。

（3）要明确服药时间：

①饭前：饭前半小时至 1 小时服用。

②饭后：饭后半小时至 1 小时服用。

③饭中：进餐过程中服用。

④空腹：饭前 1 小时或饭后 2 小时服用。

⑤睡前：睡前半小时服用。

⑥一天两次：早上、晚上或根据病情下午服用。

⑦一天三次：每隔 8 小时服药一次或遵医嘱，三餐前服用。

4. 缺血性脑卒中患者如何进行鼻饲管的居家护理？

（1）如何简单证实鼻饲管在胃内？

①将胃管末端接无菌注射器回抽，可抽出胃液。

②将胃管末端放入盛有水的碗中，无气泡溢出。如有大量气泡，证明已误入气管内。

③将听诊器放在患者胃部，用无菌注射器迅速注入 10 毫升空气，听到有"咕噜噜"的气过水声。

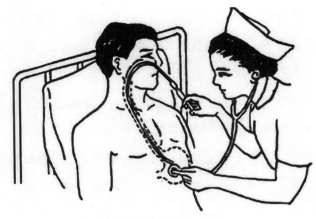

证实胃管已插入胃内方法之一

（2）每次鼻饲后用温开水冲洗鼻饲管，以防胃管内食物残留、腐败、发酵或堵塞。

（3）注意鼻饲液的温度、浓度和量。由少至多，温度适宜，使患者逐渐适应。

（4）鼻饲前应将床头抬高 30° ～ 40°，可避免进食过程中及进食后的呛咳、反流、呕吐等情况。

（5）鼻饲后尽量不搬动患者，让患者保持原卧位 30 ～ 60 分钟后再变换体位，避免引起呕吐、反流、误吸。

5. 缺血性脑卒中患者如何进行导尿管的居家护理？

（1）妥善固定导尿管。意识障碍患者应该约束双手，以防牵拉导尿管引起尿道损伤出血，避免导尿管被强行拉出。引流管应低于耻骨联合，防止引流管扭曲、受压、折叠等造成引流不畅。

（2）患者若出现发热、全身发冷、尿道疼痛、尿液混浊、血尿、脓尿等症状，应立即就医；医务人员定期随访，以了解患者的病情变化，给予家属正确的指导。

（3）嘱患者多饮水，禁止饮用浓茶。每天在病情允许的情况下多饮水，每日摄水量 1500 ～ 2000 毫升，每小时大于 50 毫升。宜上午多饮，下午及晚上少饮，以免夜尿量增多，影响睡眠。饮水既可达到生理性冲洗膀胱的目的，也可防止便秘、泌尿结石的形成。

（4）做好会阴清洁消毒。

6. 缺血性脑卒中患者睡眠应注意什么？

缺血性脑卒中患者应更加注意睡眠质量，必须有足量的、有效的睡眠。

（1）安排好睡眠时间：睡眠习惯各有不同，但大多数人主张早睡早起，一般晚上 9 ～ 10 点入睡，早上 5 ～ 6 点起床，中午饭后可午睡 1 ～ 2 小时。

（2）睡姿正确：主张右侧卧位，以避免压迫心脏。左侧卧位可压迫心脏和胃部；仰卧时勿将手放至胸部，以免引起噩梦。

（3）居住和卧室环境：注意室内空气清新，严禁室内吸烟。

（4）睡前不喝浓茶、咖啡等刺激性饮料，以免影响睡眠。

（5）晚饭不宜过饱、过咸，不宜睡前大量饮水。

（6）睡前看书和看电视应适当，以免时间过长使精神兴奋而影响睡眠。

（7）睡前心情不好或有焦虑时，可服安定片帮助睡眠。

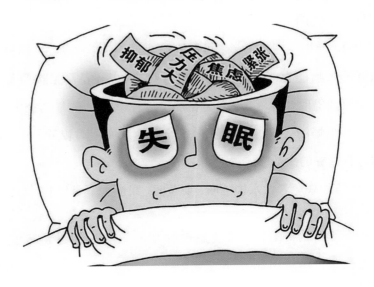

7．缺血性脑卒中患者洗浴时应注意什么？

缺血性脑卒中患者洗浴时，水温应控制在 25℃～40℃，不适合过热的热水浴、蒸汽浴、桑拿浴等。洗浴时应注意：

（1）服药后再进行洗浴。

（2）严禁饱餐后洗浴。

（3）注意保暖，但水温绝对不能过高。

（4）忌冷水浴。

（5）注意通气和室内的温度。

（6）洗浴时要有人陪同。

8. 缺血性脑卒中患者如何选择合理的饮食方式及种类?

（1）如果患者能够吃普食，则严格遵循膳食平衡原则，定时定量，品种多样。

（2）如果咀嚼能力差，可以吃软食或半流食。要注意的是，患者的咀嚼能力差不等于消化能力差，所以还是尽量按照膳食平衡原则摄取各种食物，只是在加工过程中制作方法要适当，要达到易咀嚼的效果。由于软食中的营养浓度相对较低，最好增加每日进餐的次数。

（3）如果患者饮水中呛咳，要及时、果断地下鼻饲管。

9. 伴有吞咽障碍的缺血性脑卒中患者经口进食应注意什么?

吞咽困难是缺血性脑卒中常见的临床表现。掌握正确的经口进食方法，可以预防误吸的发生，降低肺部感染的发生率。吞咽困难的患者经口进食的注意事项有以下几点：

（1）选择软饭或半流食，一般认为缺血性脑卒中患者最容易吞咽的是泥状食物。如果患者对稀、稠的液体均有误吸，不宜采用黏稠食物。

（2）吃饭时保持端坐位，头稍向前屈的姿势；或采用30°仰卧位，头前屈，偏瘫侧肩部垫起；如果患者不能坐起，采用健侧卧位。

（3）给患者提供充足的进餐时间：吃饭速度慢，液体和固体交替，充分咀嚼。

（4）把食物放在口腔健侧的后部。

（5）喂药时把药片研碎，制成糊状。

（6）鼓励患者少量多餐，进餐时注意力要集中。

（7）如有食物滞留，鼓励患者把头转向健侧，并控制舌头向麻痹的一侧清除残留的食物。

（8）有条件者可在床头备吸引器，必要时清理。

（9）保持口腔清洁，必要时进行口腔护理。

（10）如患者进食过程中出现明显呛咳，或有严重吞咽障碍，应至医院检查，必要时给予鼻饲。

10. 伴有高血压的缺血性脑卒中患者的膳食指导原则是什么？

（1）限制总能量。对于肥胖和高脂血症的患者，要求能控制总能量，让患者的体重逐渐转向标准体重。

（2）适量蛋白质。标准为每日 1 克 / 千克体重，其中一半为动物蛋白，选用鱼、鸡肉、牛肉、羊肉、瘦猪肉、牛奶、蛋等。不要拒绝动物蛋白，但要控制动物脂肪，限制饱和脂肪酸。

（3）控制烹调油的摄入。烹调油要控制在每天 25 ~ 30 克。尽量选择橄榄油和茶籽油。

（4）控制钠盐的摄入。每天 2 ~ 3 克。不要吃咸菜、腌制食物、甜面酱、酱豆腐、咸肉、腊肠，尽量少放酱油、少喝汤。高血压患者最好减少吃热汤面、炸酱面、盖浇饭的次数，以防食入太多的盐。炒菜时最后放盐，或吃菜的时候再放盐。

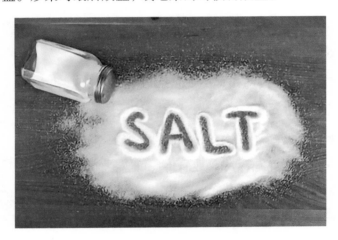

（5）主食以粗细搭配为原则。

（6）多选择高钾的食物。如蘑菇、豆制品、马铃薯、南瓜、杏干、香蕉、哈密瓜、樱桃、山楂、杧果、木瓜、海带、红薯、蔬菜类等。

11. 伴有高脂血症的缺血性脑卒中患者的膳食指导原则是什么？

（1）首先要明确是哪种血脂高。甘油三酯高提示患者总能量摄入大于消耗，可能与吃油脂食物有关，也可能与吃碳水化合物较多有关，还可能与运动量太少有关。低密度脂蛋白胆固醇增高与动脉硬化有关，尤其是氧化性低密度脂蛋白胆固醇容易被吞噬细胞所获，形成血管壁的泡沫细胞。

（2）高脂血症的患者食入的胆固醇不要大于 300 毫克 / 日。蛋黄中除含胆固醇外，卵磷脂含量也很丰富，卵磷脂能使胆固醇和脂肪颗粒变小，易于组织利用，从而阻止胆固醇和脂肪在血管壁上的沉积，所以高脂血症患者容许每日吃 1 个鸡蛋。

（3）高脂血症的患者减少食物中的饱和脂肪酸，增加不饱和脂肪酸。

（4）保证蛋白质的摄入，喝脱脂牛奶。鱼类食物中蛋白质为优质蛋白，胆固醇较低，可以多选择。

（5）控制总热量，使患者的体重向标准体重靠拢。

（6）碳水化合物摄入要适量，减少简单糖的摄入，包括蔗糖、糊精等。水果中的糖为果糖，可以适量摄入。

12. 伴有尿酸高的缺血性脑卒中患者的膳食指导原则是什么？

（1）保持适当体重。肥胖患者要减肥，每周减 0.5 ~ 1 千克。

（2）多吃蔬菜水果。多选择绿叶蔬菜。

（3）避免饮酒。

（4）多饮水，每日达到 2000 ~ 3000 毫升。

（5）避免高嘌呤食物，如豆制品、肉汤、海鲜、动物内脏等。可以吃瘦肉，以保证蛋白质的摄入，但加工过程要注意：先将新鲜的瘦肉在清水中稍煮一下，将肉水弃掉，再用焯过水的瘦肉炒菜。

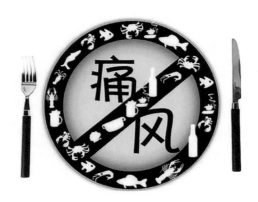

13. 伴有糖尿病的缺血性脑卒中患者的膳食指导原则是什么?

（1）合理控制总热量。

（2）平衡膳食。平衡膳食中的每一层食物都不可缺少。

（3）碳水化合物要占总能量的 55% ~ 60%。主食中要减少升糖指数高的食物，多选择低和中升糖指数食品。减少简单糖的摄入，例如蔗糖、乳糖。由于米粥中糊精比较多，吸收快，会迅速升高血糖，造成血糖不稳定，糖尿病患者要慎重。如果想吃高升糖指数的食物，最好和蔬菜、肉类一起吃，这样会降低餐后血糖。

（4）减少脂肪的摄入，但要保证优质蛋白的摄入。牛奶尽量选择脱脂奶，肉类食物中不要吃肥肉，不要吃油炸和油煎食品。因为汤中会有较多的油，最好不要喝鸡汤、鸭汤、骨头汤。鸡蛋每日 1 个，不能只吃蛋清，不吃蛋黄，否则会影响磷脂和许多重要营养素的摄取。

（5）增加膳食纤维的摄入。患者要多吃蔬菜，保证每日膳食纤维大于 30 克。

（6）糖尿病患者每日用盐小于 6 克，如果伴有高血压，要每日小于 3 克。

（7）定时定量，少吃多餐。尽量减少在外用餐。

（8）糖尿病患者要戒酒。

二、 缺血性脑卒中的预防

1. 怎样预防缺血性脑卒中的发生?

要预防缺血性脑卒中的发生,必须坚持缺血性脑卒中的一、二级预防措施,同时在日常生活中还应注意以下几点:

(1)对于缺血性脑卒中高危人群来说,应禁止搬抬重物,尽量少做一些与屏气有关的动作。保持大便通畅。

(2)放松身心,愉快生活,保持平和心态。适当参加体育活动,避免剧烈的对抗性动作。

(3)不可饱餐,不可在饥饿的情况下洗澡。洗澡时的水温应与体温相近,且洗澡时间不宜过长。

(4)注意气候变化,注意保温,防止受凉,特别是季节交替、天气变化大的时节。

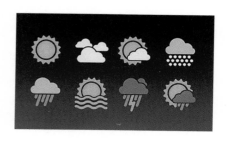

（5）注意缺血性脑卒中的先兆症状，如口角歪斜、说话含糊、一侧肢体无力等。

2. 如何预防缺血性脑卒中的诱发因素？

缺血性脑卒中的预防要以"健康四大基石"为主要内容，即"合理膳食、适量运动、戒烟限酒、心理平衡"。除了特别注意基础疾病的治疗，日常生活行为要注意以下 10 点：

（1）饮食要清淡。

（2）适度增加体力劳动。

（3）克服不良的嗜好，应戒烟、限酒，避免久坐等。

（4）防止过度劳累，用力过猛。

（5）老年人应防止过快改变体位、便秘。

（6）注意气候变化。

（7）每天饮水要充足。

（8）看电视、上网等不要太久。

（9）保持情绪平稳。

（10）定期进行健康体检，发现问题早防早治。

3. 为什么缺血性脑卒中容易在秋冬季节发作？

气候变化是诱发缺血性脑卒中不可忽视的因素，约有一半以上的患者发生在秋末冬初气候剧变的时候。这是因为：

（1）低气温可以使体表血管的弹性降低，外周阻力增加，血压升高，导致血管破裂。

（2）寒冷的刺激还可以使交感神经兴奋，肾上腺皮质激素分泌增多，从而使小动脉痉挛，增加了外周阻力，使血压升高。

（3）寒冷还可以使血液中的纤维蛋白含量增加，血液浓度增加，促使血液中栓子的形成而发病。

（4）寒冷还可以使呼吸道的抵抗力降低，引发急性炎症，急性炎症通过一系列生物化学反应，有可能加重动脉粥样硬化，甚至导致斑块破裂，大量的炎性介质会破坏血液系统，使凝血失衡，导致血栓形成。

4. 缺血性脑卒中患者如何过好冬天？

（1）坚持服用常用药物，按医嘱定期复查，了解病变动态，并注意及时防治气管炎、感冒等疾病。

（2）寒流、冷空气侵袭或气温骤降时，应多穿衣服，以防受凉，户外活动时应戴口罩。选择着装时，应遵循轻便的原则。

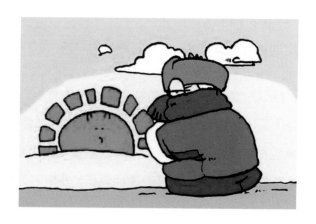

（3）尽量减少户外活动，参加力所能及的体育锻炼，增强御寒能力。不可在清晨迎风跑步或骑车，冬季室外散步最好在上午10—11时或下午3时，阳光充足为宜。

（4）居室应保持温暖（18℃～20℃），不可突然离开温暖的房间，防止室内外温差的刺激。

（5）提倡用冷水洗脸，温水擦身，以提高皮肤的抗寒能力。

（6）由于冬天活动量相对较小，患者可出现大便干结，这时应多吃蔬菜、水果等，以保持大便通畅。饮食不宜过冷。

5. 缺血性脑卒中患者如何过好夏天？

夏天酷暑时，患者出汗多，血黏度增高，易形成血栓。缺血性脑卒中患者过夏天应注意以下几点：

（1）注意防暑降温。做到"少擦汗，多扇扇，勤冲澡，适补盐，多补水"。室内可开启空调，使用空调时最佳温度为24℃～27℃。

（2）要保持情绪稳定，起居要有序。缺血性脑卒中患者如果晚间入睡较晚，早晨不宜过早起床，中午要适当休息，以补充睡眠不足。

（3）饮食要清淡。注意饮食卫生和个人卫生，尤其不可过多地吃冷饮。保持大便通畅。

（4）忌烟限酒。

6. 每年输液两次是否可以预防缺血性脑卒中？

不能。到目前为止还没有人对缺血性脑卒中后每年定期输液和不输液的卒中复发率进行过对比研究。预防缺血性脑卒中必须针对病因进行干预，这是一个长期的过程，短期的输液几乎是没有用的。而且输液可能出现药物不良反应，甚至产生严重不良后果，还会增加血容量，对严重心脏病患者有可能诱发或加重疾病。

三、缺血性脑卒中的家庭急救

1. 家人突发缺血性脑卒中如何及时呼救？

出现缺血性脑卒中症状时，要立即拨打急救电话"120"，并把以下情况说清楚：

（1）患者或其他现场联系人的姓名和电话号码。

（2）患者的大致情况，如姓名、性别、年龄、发病原因及主要症状。

（3）要求急救车到达的具体地点和该地点附近的明显标志，如建筑物或公交车站等。

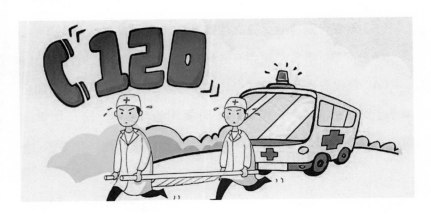

（4）待急救电话的接听者告诉您可以挂电话时您再挂断，然后马上派人去等候急救车，同时保持您或其他在场联系人的电话畅通。必要时不要放下电话，询问并听从医生指导进行处理。

2. 家人突发缺血性脑卒中应采取哪些家庭急救措施?

（1）立即拨打急救电话"120"。

（2）应使患者仰卧，将头偏向一侧，以防止痰液或呕吐物引起呛咳，或回吸入气管造成窒息。如果患者口鼻中有呕吐物阻塞，应设法抠出，保持呼吸道通畅。如果患者未清醒，切忌盲目给患者喂水或饮料。

（3）解开患者领口纽扣、领带、裤带、胸罩，如有假牙也应取出。

（4）如果患者是清醒的，要注意安慰患者，缓解其紧张情绪。宜保持镇静，切勿慌乱，不要哭喊或呼唤患者，避免造成患者的心理压力。

（5）不要舍近求远，缺血性脑卒中患者早期处理一刻千金，必须争分夺秒，不要只顾到有名气的医院而延误抢救时间。

（6）在没有医生明确诊断之前，切忌给患者服用药物，如止血剂、安宫牛黄丸等，也包括平时服用的降压药，防止加重病情。在整个运送过程中家属最好尊重急救医生的建议。

3. 家人突发缺血性脑卒中如何正确搬运？

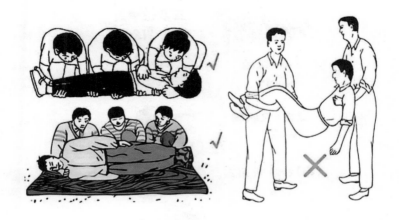

搬运缺血性脑卒中患者时，要采取正确的方法，防止因不正确的手法而加重患者的病情。具体方法如下：2～3人同时用力，一人托住患者头部和肩部，使头部不要受震动或过分扭曲，另一人托住患者的背部及臀部，如果还有一人，则要托起患者的腰部及双腿，三人一起用力，平抬患者移至硬木板床或担架上，放到有足够空间的车上。在搬运时不要把患者扶直坐起，勿抱起患者或背扛起患者。切忌直接放置患者到自驾车或出租车后座上，因为自驾车和出租车后座太柔软，可能会使患者在运送过程中受到进一步的损害。

4. 什么是"中风120"三步识别脑卒中？

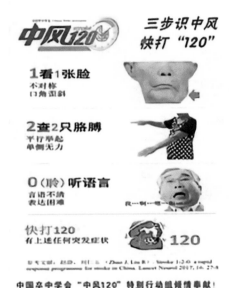

1 看 1 张脸：请患者微笑，观察一侧面部是否没有表情、僵硬，或眼睑、嘴角下垂。

2 查 2 只胳膊：请患者将双臂抬高平举，观察一侧手臂是否无力而下垂。

0（聆）听言语：请患者重复一个简单地句子，辨别发音是否清晰及语句是否准确。

如果有以上任何症状突然发生，即刻拨打"120"！快速送往附近有脑卒中救治能力的医院！

参考文献

［1］　缪中荣.漫画脑卒中[M].北京：人民卫生出版社,2015.

［2］　王拥军.脑海深处[M].北京：科学技术文献出版社,2015.

［3］　王陇德.脑卒中高危人群的筛查[M].北京：卫生部脑卒中筛查与防治工程委员会,2012.

［4］　王陇德.脑卒中的外科干预及介入治疗[M].北京：卫生部脑卒中筛查与防治工程委员会,2012.

［5］　王陇德.脑卒中的康复指导[M].北京：卫生部脑卒中筛查与防治工程委员会,2012.

［6］　韩杰,孙大勇.急性缺血性脑卒中溶栓治疗200问[M].上海：上海浦江教育出版社,2013.

［7］　郭航远,方唯一,马长生,等.冠心病家庭与病房调护[M].杭州：浙江大学出版社,2009.

［8］　郭航远.高血压家庭防治指南[M].北京：中国医药科技出版社,2007.

［9］　郭航远,马长生,刘旭,等.阿司匹林[M].杭州：浙江大

学出版社 ,2009.

[10]　戴克银 , 彭晓林 . 老年脑卒中伴吞咽障碍患者营养干预效果及预后影响因素 [J]. 中国老年学杂志 ,2018,3(28):1286-1288.

[11]　宫磊 , 魏玲 , 赵燕 , 等 . 院前急救措施对急性缺血性脑卒中患者并发症及预后的影响 [J]. 世界复合医学 ,2018,6(4):37-39.

[12]　Wang Y,Liao X.Using recombinant tissue plasminogen activator to treat acute ischemic stroke in China: analysis of the results from the Chinese National Stroke Registry(CNSR) [J].Stroke,2011,42(6):1658-1664.

[13]　Ehlers JP,Petkovsek DS,yuan A,et al.Intrasurgical assessment of subbretinal tPA injection for submacular hemorrhage in the pioneer study utilizing intraoperative OCT[J].Ophthalmic Surg Lasers Imaging Retina,2015,46(3):327-332.

[14]　Palaniswami M,Yan B.Mechanical thrombectomy is now the gold standard for acute ischemic stroke:implications for routine clinical practice[J].Interv Neurol,2015,4(1/2):18-29.

[15]　Dimyan MA,Cohen LG.Neuroplasticiy in the context of motor rehabilitation after stroke[J].Nat Rev Neurol,2011,7(2):76-85.

［16］付艳坤, 许金玲, 贾冰, 等. 综合护理对脑卒中患者下肢深静脉血栓形成的预防效果 [J]. 现代生物医学 ,2016,27(10):1791-1720.

［17］中华医学会心血管病分会. 华法林抗凝治疗的中国专家共识 [J]. 中华内科杂志 ,2013,52(1):76-82.

［18］American College of Chest Physicians.2012 ACCP antithrombotic therapy and prevention of thrombosis,9th ed:American college of chest physicians evidence-basedclinical practice guidelines[J].Chest,2012,14(2suppl):419-494.

［19］周孟能. 华法林临床应用中开展药学监护和用药教育的重要性探讨 [J]. 基层医学论坛 ,2018,22(1):114-116.

［20］吴志勤, 陈延芳, 黄德燕, 等. 延续护理在居家脑卒中留置胃管病人中的应用 [J]. 全科护理 ,2018,16(14):1772-1774.

［21］Joung HR, Shrivastava VP, Wang YJ, et al. Thrombolysis for acute ischaemic stroke with alteplase in an Asian population results of the implementation of thromblysis in stroke-Non-European Union world(SITS-NEW)[J].Intern J Stroke,2014,9(10):93-101.

［22］萧峰, 王红芳, 张海涛, 等. 穴位贴敷治疗中风后便秘的临床观察 [J]. 临床医药文献杂志 ,2017,4(59):11562-11565.

［23］陈国良, 刘文宝. 海战卫勤组织指挥 [M]. 上海 : 第二军医大学出版社 ,2016.

［24］ 邱佩琪，张小曦，刘建明，等．急性缺血性脑卒中急诊取栓流程优化[J].解放军医院管理杂志,2016,23(8):712-741.

［25］ 李金艳，贾秀萍，邱波，等．针对性居家环境干预对脑卒中患者日常生活活动能力及生活质量的影响[J]. 护理实践与研究,2018,15(12):151-153.

［26］ 黄娟．脑卒中失能／半失能患者社区居家护理分析[J]. 检验医学与临床,2018,15(7):1004-1006.

［27］ 胡秀香，梁江云，汤金聚．居家护理在预防脑卒中留置导尿患者尿路感染中的应用[J]. 中国护理管理,2018,18(3):378-381.

［28］ 李秀梅．居家康复训练在脑卒中恢复期肢体功能障碍患者中的作用[J]. 当代护士,2018,25(7):114-116.

图书在版编目（CIP）数据

缺血性脑卒中病房护理与家庭管理 / 郭航远主编
. -- 杭州：浙江大学出版社，2019.7
ISBN 978-7-308-16302-6

Ⅰ. ①缺… Ⅱ. ①郭… Ⅲ. ①脑缺血—脑血管疾病—
问题解答 Ⅳ. ①R743.31-44

中国版本图书馆CIP数据核字（2019）第129685号

缺血性脑卒中病房护理与家庭管理

主编　郭航远

责任编辑	余健波	
责任校对	陈　欣　杨利军	
封面设计	周　灵	
出版发行	浙江大学出版社	
	（杭州天目山路148号　邮政编码：310007）	
	（网址：http://www.zjupress.com）	
排　　版	浙江时代出版服务有限公司	
印　　刷	杭州高腾印务有限公司	
开　　本	880mm×1230mm　1/32	
印　　张	3.25	
字　　数	65千	
版 印 次	2019年7月第1版　2019年7月第1次印刷	
书　　号	ISBN 978-7-308-16302-6	
定　　价	20.00元	